Anda Frei

Trotzdem lachen

Erfahrungen, Erlebnisse
und krause Gedanken
während meiner Brustkrebstherapie

Mit 39 Jahren hörte Anda Frei den Satz: "Sie haben Brustkrebs". Wahrlich kein Grund zu lachen. Auf ihrem langen Weg durch die medizinischen Therapien erlebte sie vieles, was bei allem Ernst der Situation auch komische Seiten enthielt. So entstand dieses Buch:

- ➢ eine Reisebeschreibung durch die Behandlungen
- ➢ Cartoons zum Schmunzeln und zum Nachdenken
- ➢ Informationen und persönliche Tipps

Autorin

Anda Frei studierte Psychologie und hatte mit dem Thema Krankheit und Gesundheit schon von Berufs wegen zu tun. Bei ihrer Arbeit in der neurologischen Rehabilitation lernte sie viele tapfere Patienten kennen, die z.B. durch einen Schlaganfall "mit einem Schlag" aus ihrem Leben gerissen worden sind.
Plötzlich war sie diejenige, die aus dem gewohnten Leben gerissen wurde: Diagnose "Brustkrebs"!

In der Phase der Therapien entdeckte sie die Lust am Zeichnen. Nach und nach entstanden immer mehr Cartoons. "Trotzdem lachen" ist ihre erste Buchveröffentlichung.

Bibliografische Information der Deutschen Nationalbibliothek:
Die Deutsche Nationalbibliothek verzeichnet diese Publikation
in der Deutschen Nationalbibliografie; detaillierte bibliographi-
sche Daten sind im Internet über
http://dnb.d-nb.de abrufbar

Erstveröffentlichung 2011
© 2011 Anda Frei
Herstellung und Verlag: Books on Demand GmbH,
Norderstedt

Texte, Zeichnungen, Umschlaggestaltung, Satz und Layout:
Anda Frei

ISBN 9783839198117

Inhaltsübersicht

Vorwort

Die Cartoons sind während und nach den Brustkrebstherapien entstanden. Ich hatte schon immer eine Schwäche für Cartoons, z.B. von Peter Gaymann und von Uli Stein. Schwarzer Humor hatte mich oft zum Lachen gebracht. Auch Lern-Cartoons haben mich in schwierigen Lernphasen immer sehr erheitert.

Als ich krank wurde, fiel mir auf, wie viele Bücher es zum Thema Krebs generell und Brustkrebs im Besonderen gab. Viele, viele Informationen und Erfahrungen. Wieso dann dieses Buch? Dazu kam es so:

Schon viele Jahre zuvor ermutigte mich eine Studienfreundin, Cartoons zu zeichnen. Sie hatte gesehen, wie ich in den Vorlesungen immer gerne kleine Zeichnungen machte. Und ich hatte mich schon gewundert, warum die anderen gerne meine Mitschriften kopierten.

Ein Treffen mit einer anderen Freundin beim Italiener brachte während meiner Chemotherapie die ersten Cartoon-Ideen zum Thema Brustkrebs. Die ersten Skizzen wurden gemacht, um die Ideen festzuhalten. Ich besuchte dann Zeichenkurse. Nach und nach entstanden immer mehr Cartoons zu den seltsamen Situationen, die ich erlebt habe. Gelegentlich habe ich auch „krause Gedanken" verbildlicht weitergesponnen, die mir einfielen oder die sich in Unterhaltungen ergeben haben.

Mich ließ das Cartoonzeichnen nicht mehr los. Erste Probe-guckerinnen lachten und amüsierten sich über die Cartoons und waren auch berührt - eine Rückmeldung, die mir Mut machte, das Ganze immer weiter auszubauen. Und so entstanden immer mehr Bilder, in denen ich die Absurditäten einer Krebserkrankung und -therapie, wie ich sie erlebt habe, aufs Korn nahm und mir eben manchmal so meine Gedanken machte.

Tumorkonferenz

Als ich die „frohe Botschaft" erhielt, an Brustkrebs erkrankt zu sein, wurde medizinisch so genau wie möglich abgeklärt, wie schlimm es schon - oder noch nicht - war.

Dann setzten sich die Fachleute zusammen und heckten einen „Krebs-Totschlag-Plan" aus. Dieses Expertentreffen wird Tumorboard oder Tumorkonferenz genannt. Da werden die Vor- und Nachteile der verschiedenen Therapien ausdiskutiert.

Am Ende bekam ich dann eine lange Therapieempfehlungs-liste vorgeschlagen, die schon ahnen ließ, dass es auch lange dauern würde, diese abzuarbeiten. Diese erste Liste enthielt die Programmpunkte „Operation", „Bestrahlung" und „Anti-hormontherapie".

Nach und nach erfuhr ich immer mehr über die Feinheiten der Brustkrebs-Unterscheidungen und ihrer Therapien. Ich dachte, ich hätte schon genug Diplome und Weiterbildungen in meinem Leben absolviert. Aber nein, nun war ich unfreiwillig in einem Weiterbildungskurs „Diplom-Patientin" mit der Fach-richtung „Onkologie" gelandet – ohne mich dafür angemeldet zu haben. Jedenfalls lernte ich sehr viel. Ich kann heute Wörter aussprechen, von deren Existenz ich damals noch nichts ahnte.

Brustkrebs bietet eine breite Palette von Tumorarten und Therapiestrategien. Jeder Tumor ist ganz individuell – was liegt also näher, als die Tumore direkt zu befragen, wovor sie sich am meisten fürchten.

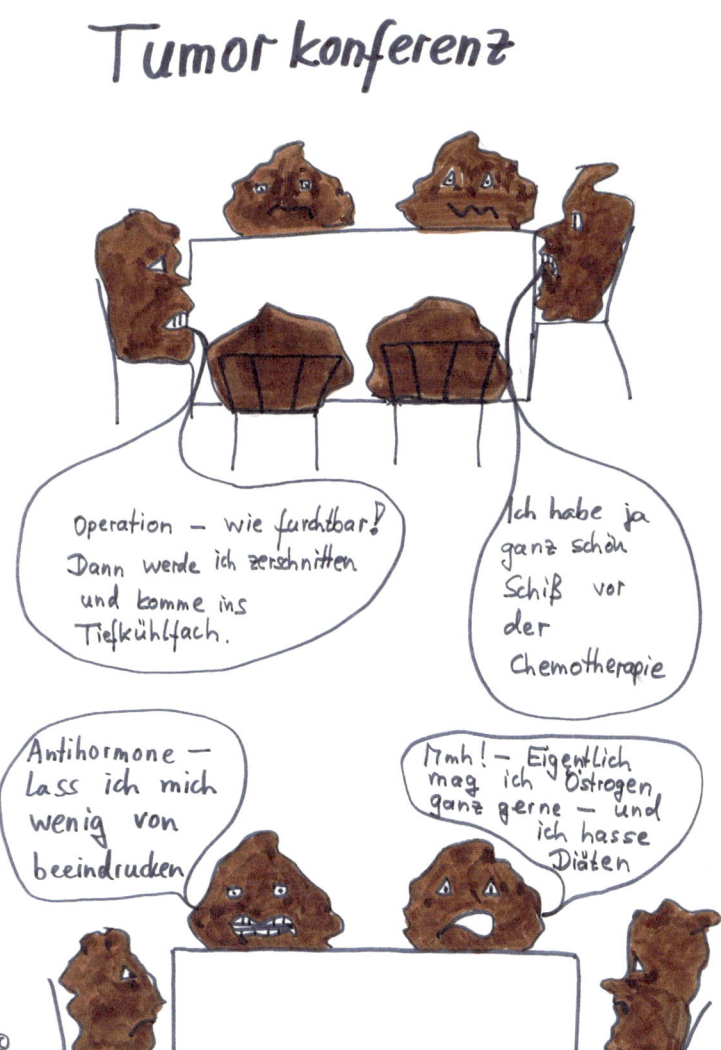

Vollwaschprogramm

Die erste Therapievariante, die mir vorgeschlagen wurde, war eine brusterhaltende Operation mit Entfernung des Wächterlymphknotens, eine Strahlentherapie und eine Antihormontherapie.

Bei Schritt eins, also der brusterhaltenden Operation, wurde jedoch ein befallener Wächterlymphknoten gefunden, und daraufhin klaute man mir gleich zehn Lymphknoten. Nach der Feingewebeanalyse ergab sich, dass noch eine Reihe weiterer Lymphknoten betroffen waren. Nach dieser „frohen Botschaft" beschloss die Expertenrunde nun einen erweiterten Plan:

DAS VOLLWASCHPROGRAMM !!!

Bei diesem sollte nichts ausgelassen werden: erstmal eine weitere OP, die die Tumorreste entfernen sollte, die noch drin verblieben waren – da blieb allerdings von der Brust auch nichts mehr übrig.

Als nächstes waren eine ordentliche Chemotherapie (eine sogenannte dosisdichte, intensive Chemotherapie) UND noch eine Strahlentherapie UND eine Antihormontherapie vorgesehen.

Das einzige, was mir erspart blieb, war die Antikörpertherapie mit Herceptin – die dafür erforderlichen Rezeptoren lagen bei mir nicht vor. Puuuh! Wenigstens ein paar Infusionen, die ich NICHT brauchte.

Hier noch mal in Kürze, wie die Therapie bei mir so vonstatten ging:

Vollwaschprogramm

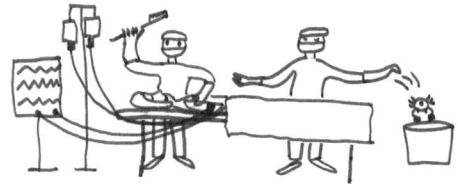

Das grobe erstmal raus

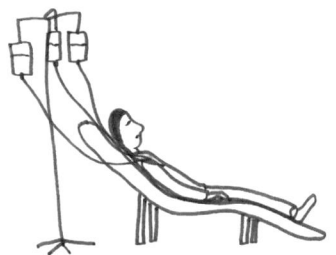

Porentiefe Reinigung

— mit Vor- und Nachwäsche

— 9 x mit 3 verschiedenen Waschmitteln

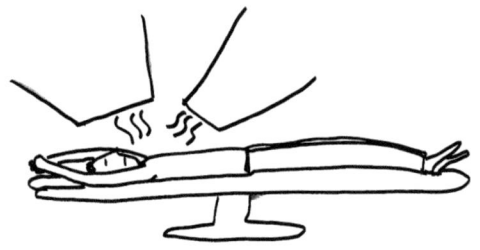

anschließend in den
Trockner

... und damit man sich
nicht wieder vollsaut:

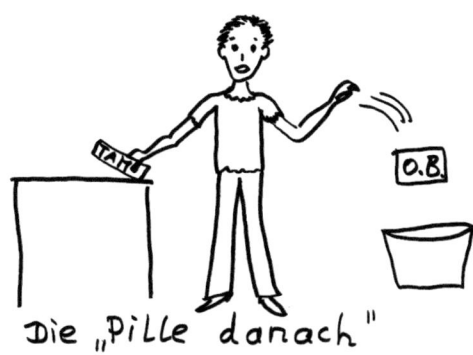

Die „Pille danach"

© Anda

Raumschiff Carzinoma

Da ich zu den kritisch hinterfragenden und wissensdurstigen, mit einem soliden medizinischen Halbwissen ausgestatteten Menschen gehöre, habe ich viel im Internet recherchiert. Fluch und Segen zugleich! Manches Mal hatte ich einen so vollen Kopf, dass er schier platzte.

Aber ich habe auch was ganz Wertvolles im Internet gefunden: durch Zufall stieß ich auf ein Forum zum Thema Brustkrebs, wo ein sehr liebevoller, konstruktiv aufbauender, hilfreicher Umgangston herrschte. In dem Forum fand ich das, was ich neben den Informationen auch noch gesucht hatte: meine (virtuelle) Selbsthilfegruppe.

Einmal wurde eine Forums-Neue mit den Worten begrüßt:

„Willkommen auf dem Raumschiff Carzinoma."

Das Forum trug sehr dazu bei, dass ich mich nicht immer nur wie ein Alien fühlte. Auch wenn der Trip durch die medizinischen Instanzen für mich immer wieder Assoziationen weckte von „Raumschiff Enterprise" oder öfters auch von „Frankensteins Labor", und mein Aussehen mit „ohne Haaren" mich auch eher an ein Marsmännchen erinnerte als an die Frau, die ich so viele Jahre lang gewesen war.

Aber ich erfuhr, ich bin nicht alleine im Raumschiff Carzinoma. Erschreckend viele leisten mir dort Gesellschaft.

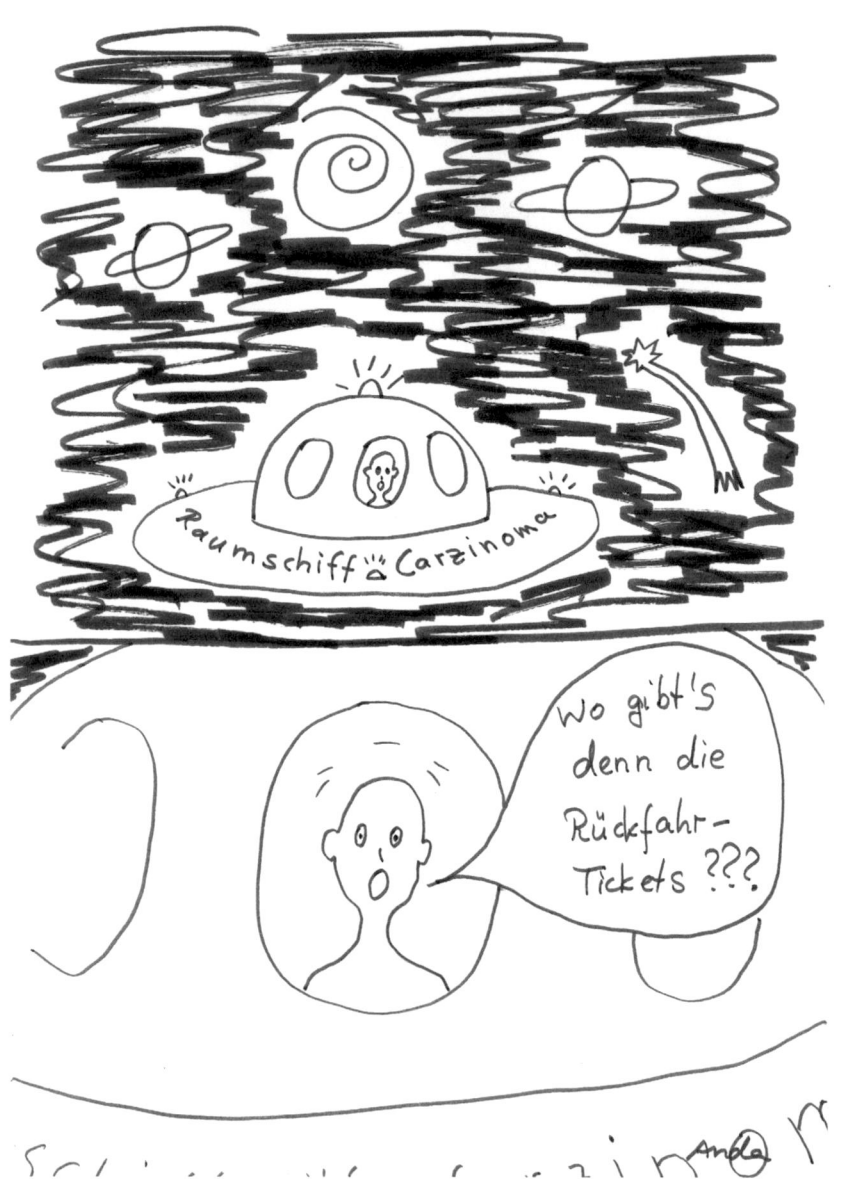

Von den Haaren überholt werden

Auch wenn der Haarausfall im Aufklärungsgespräch vor einer Chemotherapie nur ein Punkt unter gaaanz vielen möglichen, wahrscheinlichen und sicheren Nebenwirkungen ist, ist das Thema Haare doch so bedeutsam.

Das ist halt das Offensichtlichste. Die Krankheit wird sichtbar. Und das in Dimensionen, die mir eine Riesenangst gemacht haben. Noch nie im Leben habe ich mich ohne Haare gesehen, noch nicht mal auf den Babyfotos. Ich bin mit Haaren zur Welt gekommen. Und nun sollen die liebevoll lang gezüchteten Haare ausfallen??? Unglaublich!

Die Angst, von den eigenen Haaren überholt zu werden verfolgte mich. Immer im Wechsel mit der Hoffnung, dass ich vom Haarausfall verschont bleibe. So ging es die gesamten ersten beiden Wochen der Chemotherapie. Pünktlich zur zweiten Session begann der Haarausfall. Da nützte auch kein Festbinden, Zopf machen oder sonst was. Sie fielen aus!

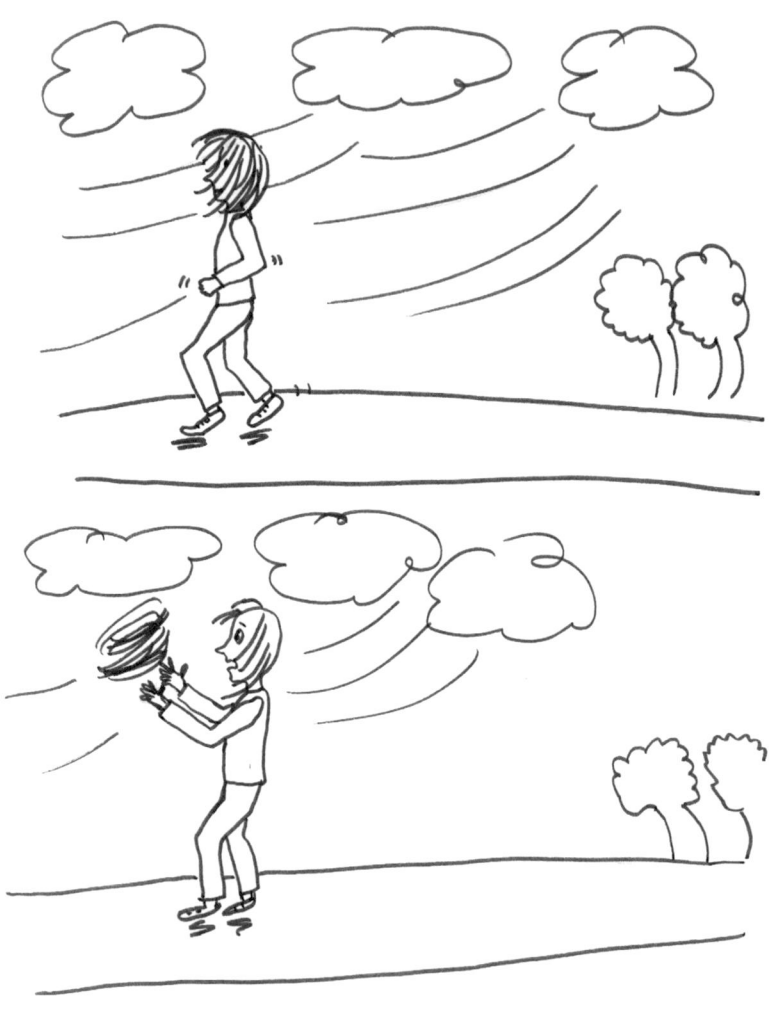

Von den eigenen Haaren
überholt werden

Ande

Das Leben ohne eigene Haare

Ich musste es so akzeptieren: die Haare waren futsch! Nicht nur am Kopf: auch die an den Beinen, unter den Armen, „untenrum" und sogar die in den Nasenlöchern verabschiedeten sich.

Natürlich wollte ich nicht, dass mir jeder auf der Straße meine Krankheit direkt ansieht. Die Krankenkasse sponsort ja auch eine Ersatzfrisur, damit frau nicht ganz so schlimm verzweifelt und die Psychotherapiekosten in die Höhe treibt.

Es war schon ungewohnt, so eine abnehmbare Frisur. Sie war zwar eine gute Fälschung, was ich daran merkte, dass ich von vielen Nichtsahnenden Komplimente für meine schicke neue Frisur bekam. Nur… die beste Perücke hilft nicht, wenn man sie vergisst…

Ist mir alles passiert: Ersatzbusen vergessen, Haare beinahe vergessen – es ist doch viiiiel einfacher, wenn besagte Körperteile einfach angewachsen sind.

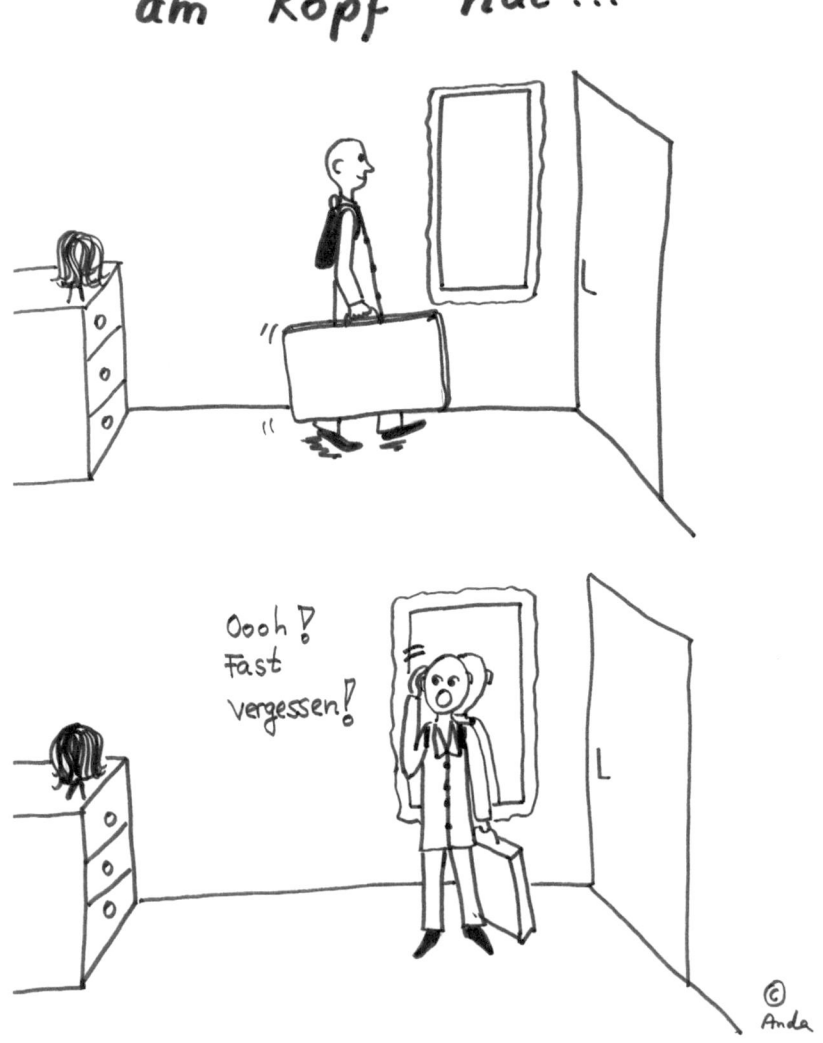

Hairkiller

In der Stadt stach mir penetrant die Friseurkette mit dem schönen Namen „Hairkiller" ins Auge.

Schon zu normalen Zeiten hätte ich den Namen seltsam gefunden. Aber nun habe ich ja Bekanntschaft mit dem einzig wirklich wahren Hairkiller gemacht. Und das hat bei mir diese Fantasie ausgelöst.

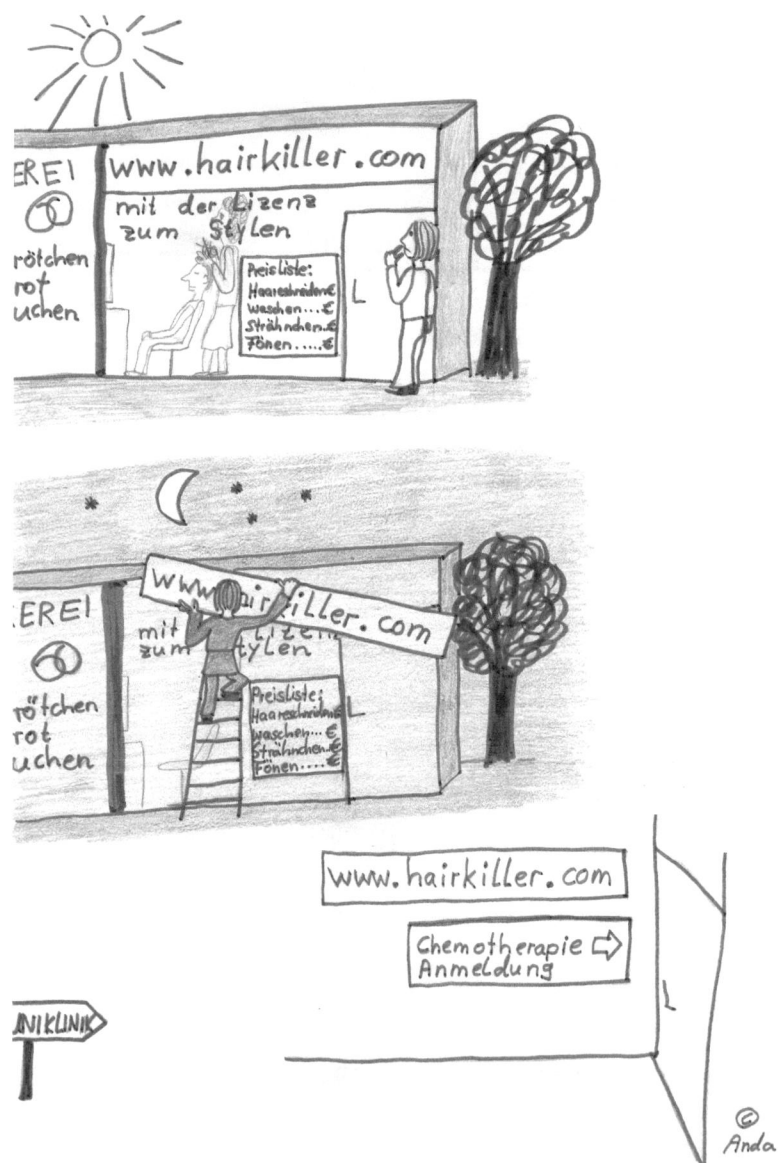

Märchenhaftes

Das altbekannte Märchen neu inszeniert…

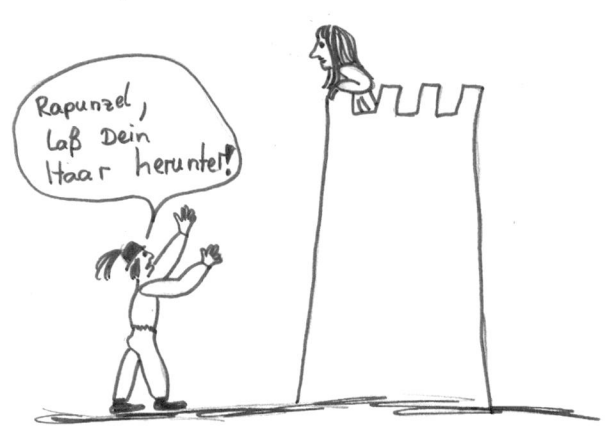

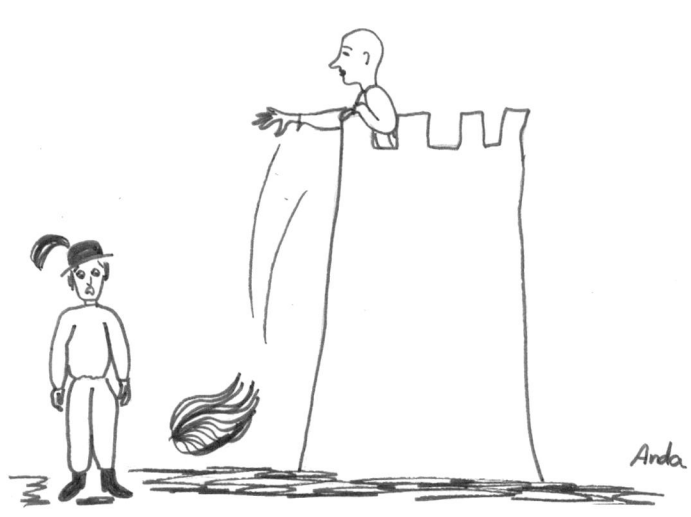

Therapien

Wie fühlt sich eigentlich eine Chemotherapie an? Und wie die Bestrahlung? Alles neue, fremde Erlebnisse, echte Herausforderungen auf dem Weg durch Krankheit zur Gesundheit.

Getröstet haben mich im Vorfeld die Worte eines Psychologen: es gibt eine Studie, in denen Patientinnen vor der Chemo befragt wurden, wie sie sich diese vorstellen, und hinterher, wie es tatsächlich war. Der größte Teil hat hinterher gesagt, dass es eine ganz schön harte Zeit war, aber doch nicht so schlimm, wie sie sich das vorher ausgemalt hatten. Es gibt doch schon Fortschritte in der Therapie der Nebenwirkungen.

Aber ganz blieb ich von Nebenwirkungen nicht verschont. Ich habe einen Vorgeschmack bekommen, wie man sich mit hundert fühlen könnte.

Und apropos Vorgeschmack: einen Nachgeschmack gab es auch, vor allem bei dem ersten der in mich hinein geschütteten Chemomittel (ein knallrotes Zeug, welches dazu führte, dass ich sogar knallrot Wasser ließ). In der Zeit der Geschmacksverirrungen hatte ich erfolgreich die eigentlich gar nicht so dringend nötige Schlankheitskur absolviert.

Meine weißen Blutkörperchen mussten planmäßig immer „gedopt" werden. D.h. mit Wachstumsspritzen wurde die Leukozytenproduktion angeregt. Ohne diese wäre ich irgendwann ohne weiße Blutkörperchen herumgelaufen. Und das ist sehr ungesund. Meine roten Blutkörperchen schwächelten auch ganz schön – ein paar Mal bin ich nur knapp und auch nur wegen meiner Sturköpfigkeit einer Bluttransfusion entkommen.

Aber im Großen und Ganzen kann ich die Ergebnisse dieser Studie bestätigen: ich hatte es mir vorher doch noch viel schlimmer ausgemalt, als es dann tatsächlich die überwiegende Zeit war. Dabei muss ich zugeben, dass ich in mancherlei Hinsicht glimpflich davongekommen bin.

Außer den Nebenwirkungen, vor denen man vom Arzt gewarnt wurde, ergaben sich auch weitere andere, unerwartete Nebenwirkungen.

Irgendwie war ich nicht ganz ich selbst. Neben einem für mich sehr ungewöhnlichen Bedürfnis nach Äpfeln, die ich sonst nicht besonders gerne esse, war auch z.B. mein plötzliches Shopping-Bedürfnis für mich nicht grade typisch. Das zeugte schon von einem Ausnahmezustand.

Chemotherapie ist ...

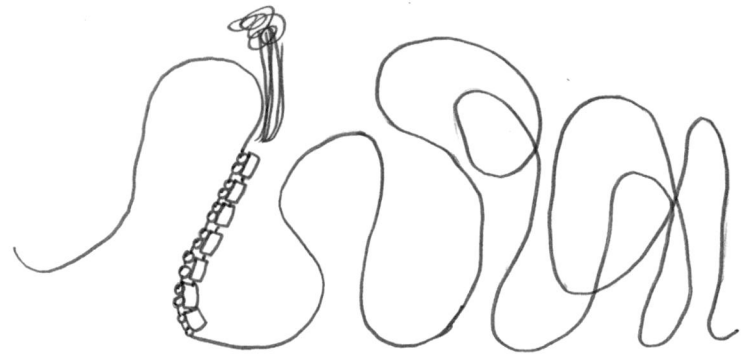

Wie Achterbahn fahren:

es geht rauf und runter mit
- dem Befinden
- den Leukozyten
- dem Hb-Wert
  :

und vielen wird ganz schön
schlecht dabei

Ando

Nebenwirkungen

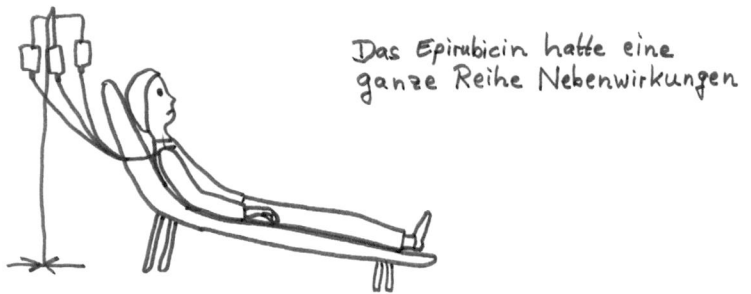

Das Epirubicin hatte eine ganze Reihe Nebenwirkungen

unter anderem:

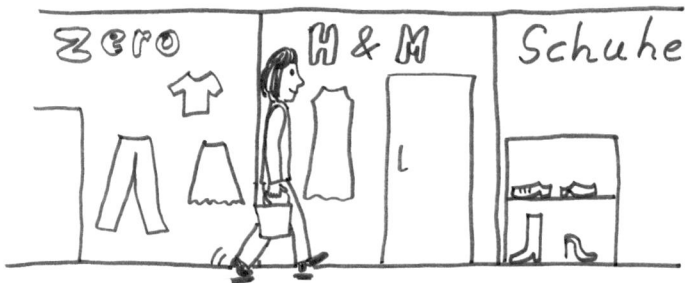

Shopping – Anfälle

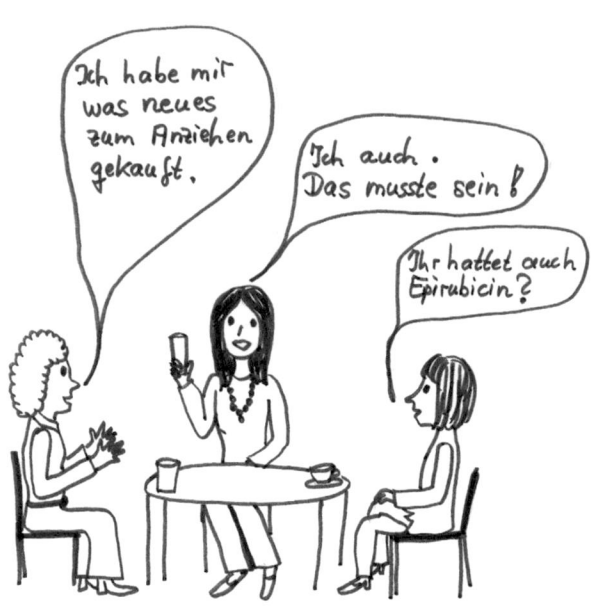

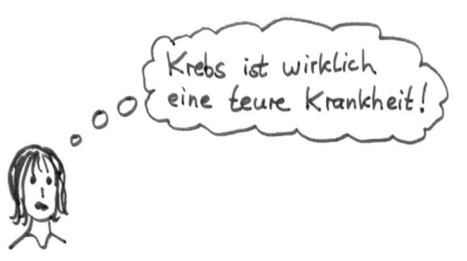

Im Wartezimmer

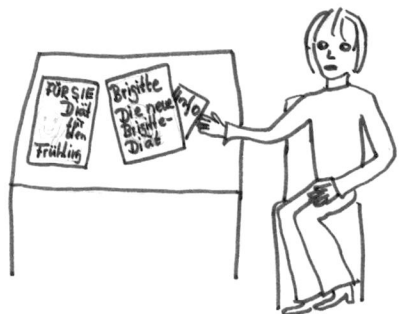

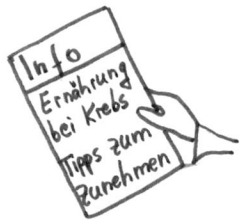

???

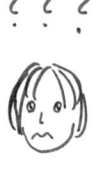

Ich schreibe mal
an die Frauen —
zeitschriften :

Abnehmen Leicht
gemacht —
die wissenschaftlich
erprobte
Chemo — Diät

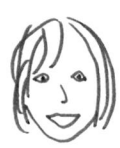

anda

Medikamente

Wenn jemand denkt, bei einer Chemotherapie bekommt man die Infusion und fertig – Pustekuchen! Was man noch an Begleitmedikamenten zu sich nehmen muss, geht auf keine Kuhhaut. Man musste wirklich gut organisiert sein, um geregelt zu kriegen, wann man welche Tabletten in welcher Anzahl nehmen muss. Und damit es nicht langweilig wurde, gab es auch noch Spritzen.

Ich war ein staatlich geprüfter Angsthase mit einer ausgewachsenen Spritzenphobie. Und zwar so, dass ich mich bei jeder Spritze hinlegen musste, um nicht unfreiwillig in die Waagerechte zu kommen.

Ich habe jedoch festgestellt: das gute alte verhaltenstherapeutische Prinzip der „Reizkonfrontation" funktioniert tatsächlich. Nach der intensiven Piekserei (zur Chemo, zur Spritze, zur Blutabnahme) war ich irgendwann etwas abgehärtet. Und auch irgendwann soweit, dass es mir so auf die Nerven ging, für eine zeitweise täglich erforderliche Spritze dauernd zur Klinik zu dackeln. So habe ich tatsächlich gelernt, sie mir selber zu geben.

Aber nun noch mal zu den Medikamenten:

Kofferpacken

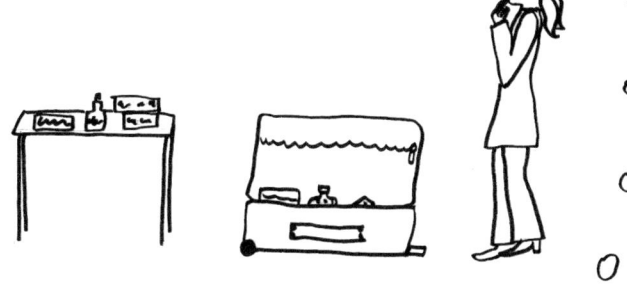

Mmmmh.
Passt ja nur noch ein
Schlüpfer und ein paar
Socken rein, wenn
alle Medikamente
drin sind.

Ande

Sponsoring

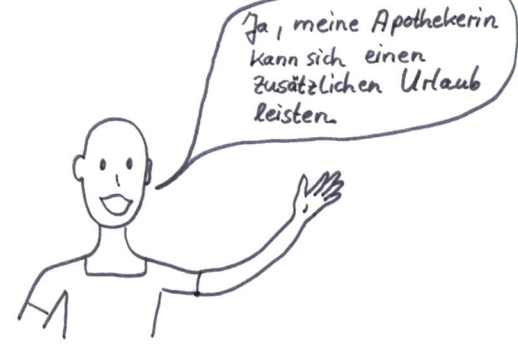

Apotheke

Ja, meine Apothekerin kann sich einen zusätzlichen Urlaub leisten.

... und welches Projekt unterstützen Sie?

Nicht nur in der Apotheke wurde mir quasi der rote Teppich ausgerollt, auch in der Klinik war ich inzwischen eine gute Kundin.

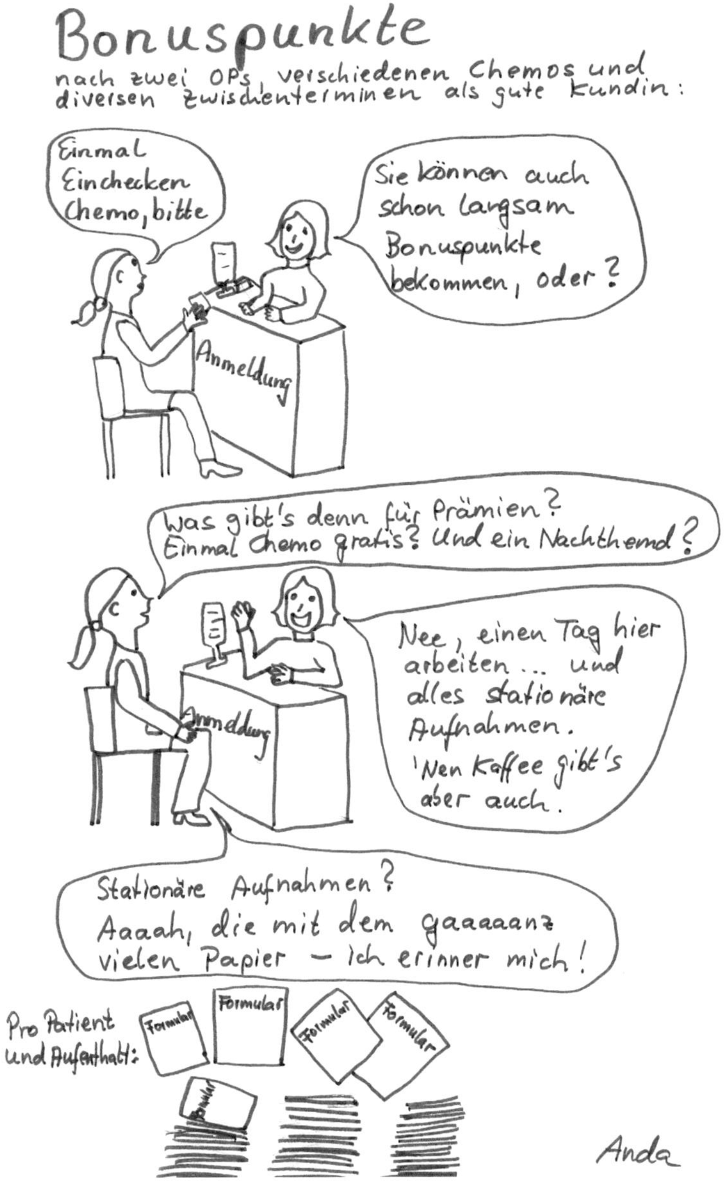
Bonuspunkte
nach zwei OPs, verschiedenen Chemos und diversen Zwischenterminen als gute Kundin:
Einmal Einchecken Chemo, bitte
Sie können auch schon langsam Bonuspunkte bekommen, oder?
Anmeldung
Was gibt's denn für Prämien? Einmal Chemo gratis? Und ein Nachthemd?
Nee, einen Tag hier arbeiten ... und alles stationäre Aufnahmen. 'Nen Kaffee gibt's aber auch.
Anmeldung
Stationäre Aufnahmen? Aaaah, die mit dem gaaaaanz vielen Papier – Ich erinner mich!
Pro Patient und Aufenthalt:
Formular
Formular
Formular
Formular
Formular
Anda

Anti-Aging

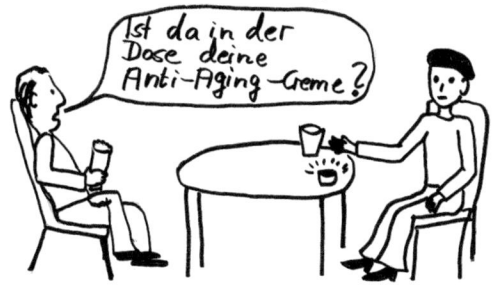

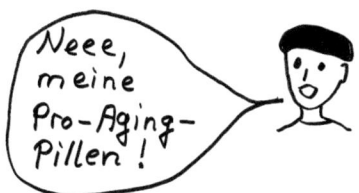

Auf einmal ist Alt-Werden
was richtig erstrebenswertes.

Und zur Bestrahlung…

Strahlentherapie ist …

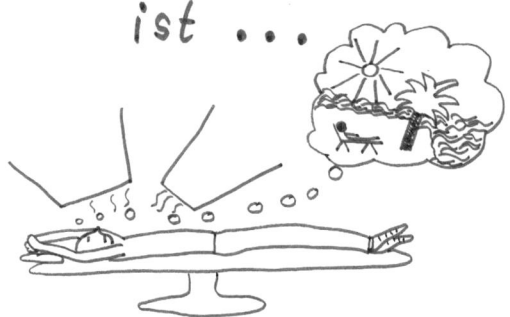

wie Sonnenbaden
ohne Sonne :

- nicht besonders warm
- nicht besonders gemütlich

- aber Sonnenbrand kann
  man trotzdem kriegen.

Anda

33

Im Verhältnis zur Chemotherapie war die Bestrahlung eigentlich ein „Spaziergang". Die Nebenwirkungen waren viel geringer als die Chemo-Nebenwirkungen. Aber man darf nicht unterschätzen, dass es sich bei der Strahlentherapie auch um eine intensive Therapie handelt, die die körperlichen und seelischen Kräfte beansprucht.

Mein Hauptproblem dabei war gar nicht so sehr die Bestrahlung an sich, sondern das technisierte Drumherum. Die Technik war schon unheimlich und machte mir Angst. Und „ausgelutscht", wie ich von der Chemo war, war ich auch ausgesprochen sensibel. In den Routineabläufen der Strahlenklinik kam ich mir manchmal vor wie ein Postpaket – und jetzt bin ich Postpaketen gegenüber ausgesprochen mitfühlend geworden.

Da hätte ich mir vom Personal manchmal eine Portion mehr Einfühlungsvermögen gewünscht. Nicht immer habe ich auf meine Fragen Antworten bekommen, die mir geholfen haben.

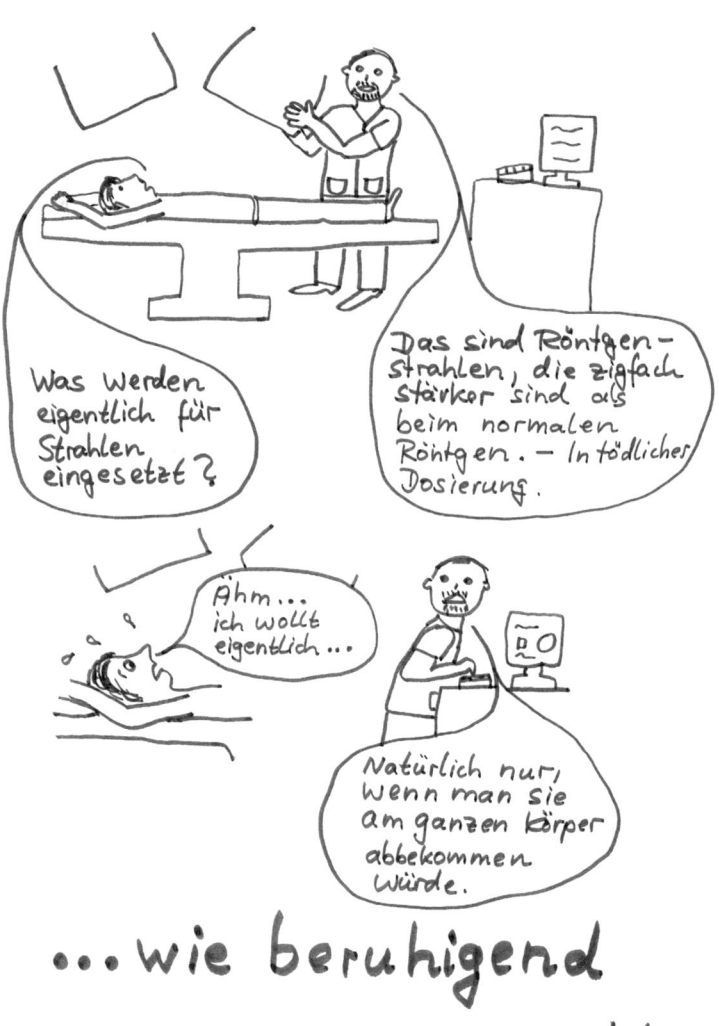

... wie beruhigend

Anda

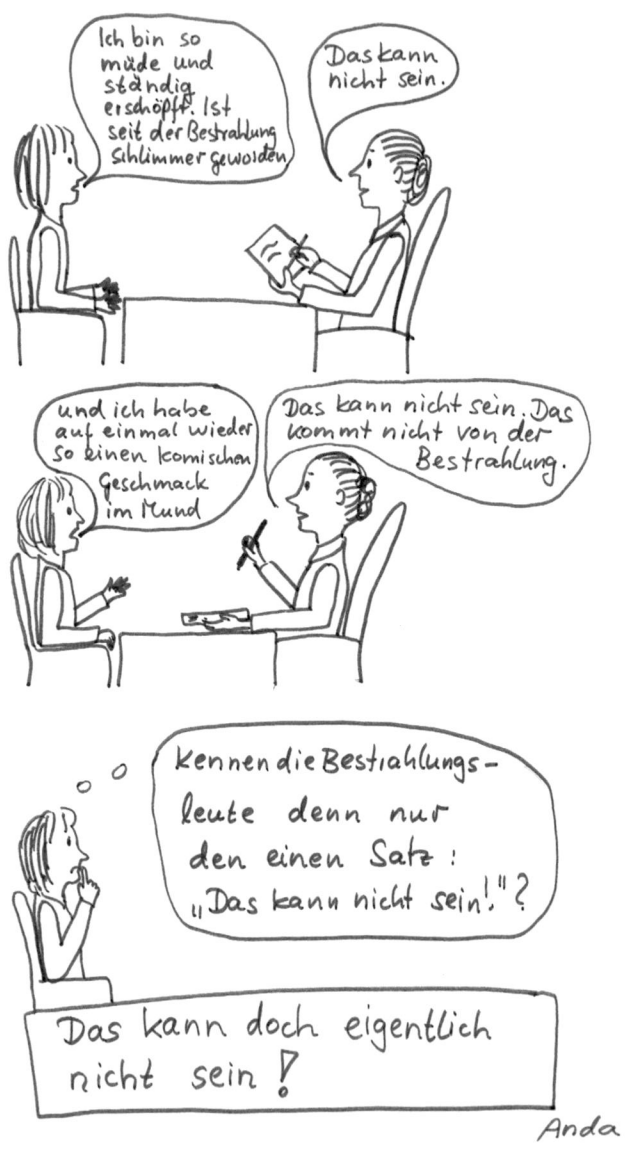

Gespräche

Krebs ist durchaus eine kommunikative Krankheit - schon allein durch die langwierigen Therapien. Die langen Stunden, die man in der Chemoambulanz sitzt und sich volllaufen lässt, bieten viel Raum für Gespräche – vorausgesetzt, man ist nicht so voll, dass man nur noch schläft.

Durch die Krankheit bin ich mit sehr vielen Frauen in Kontakt gekommen, denen ich sonst nie begegnet wäre. Es sind nette Bekanntschaften und sogar Freundschaften entstanden.

Es gab aber auch sehr merkwürdige Begegnungen...

Energiearbeit

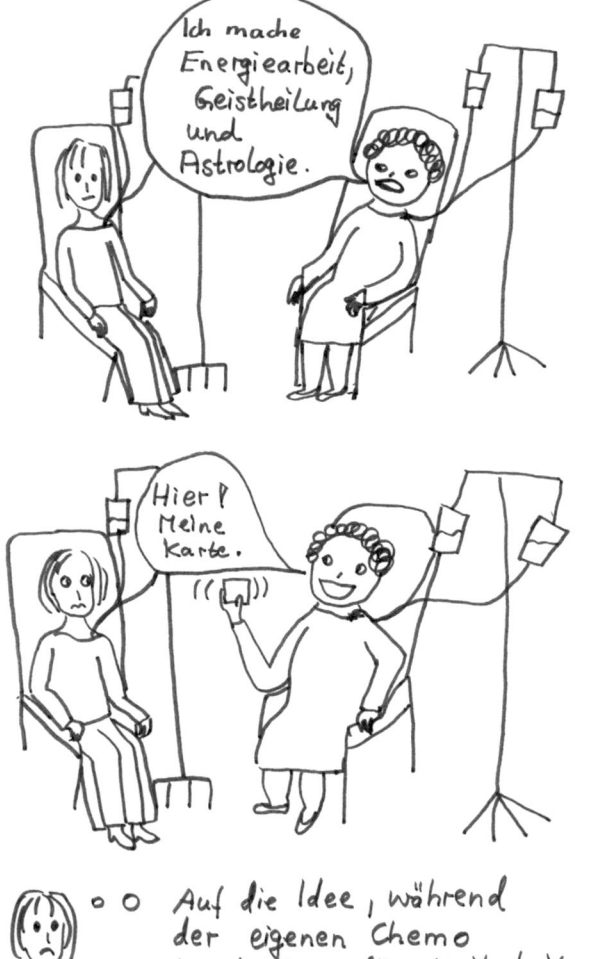

Auf die Idee, während der eigenen Chemo Kundenfang für Heilarbeit zu betreiben, muß man auch erstmal kommen.

Anda

Immer wieder gab es auch Gesprächssituationen, bei denen ich mir vorkam wie beim Kriegsveteranentreffen - oder mich auch an einen gewissen Werbespot erinnert fühlte.

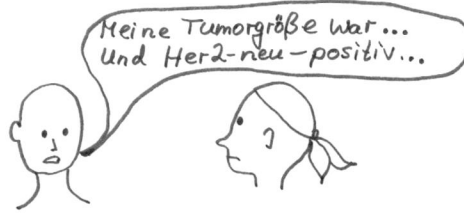

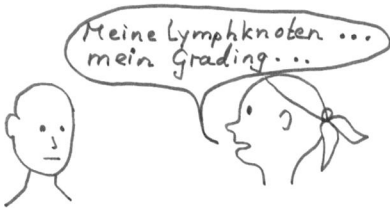

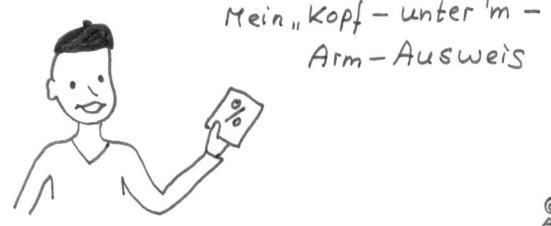

Bürokratie

Nicht nur, dass sich rasch ein dicker Ordner voll Unterlagen angesammelt hat, die allein mit der Krankheit zu tun hatten – Versicherungsgedöns, Arztberichte, Therapiepläne, Abrechnungen und so weiter. Für die ganze Bürokratie hätte ich gut einen Sekretär einstellen können, allein zum Krankheit-Verwalten.

Nein, ich kam auch in den „Genuss", von Amts wegen bestätigt zu bekommen, dass ich von nun an für eine Bewährungsfrist von fünf Jahren den Kopf unter dem Arm tragen darf und dies sogar von den Steuern absetzen kann. Nicht nur Promille im Blut, sondern auch Prozente im Ausweis. (Ich muss gestehen, über die Anzahl der Prozente, die mir zugebilligt wurden, war ich erstmal sehr erschrocken).

Oh, der Kopf

Das gute Stück, das ich nun unbelastet von Haaren unter dem Arm tragen durfte, hat sich durch folgende Besonderheiten ausgezeichnet:

Chemo — Brain

Haare outside

Hirn inside

vorher :

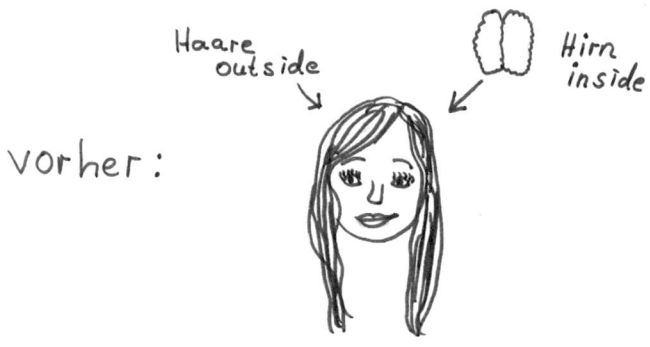

nachher :

Watte inside

Haare ganz outside

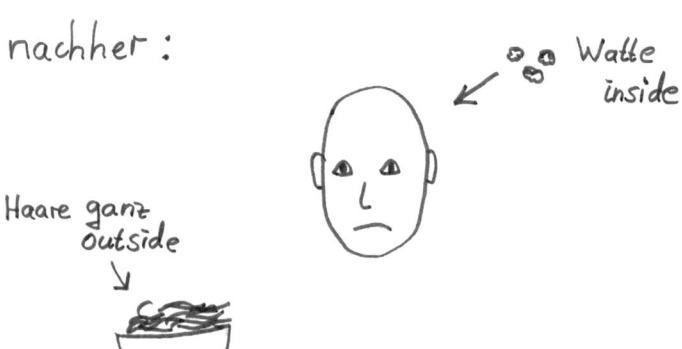

Ersatzteile

Der Umgang mit meinen Ersatzteilen hat mich zu den folgenden Cartoons inspiriert.

Auf das Schlafmützchen hat mich eine Reha-Kollegin gebracht, die anscheinend sehr kälteempfindlich am Kopf war.

Ich selber habe mich nur gelegentlich nachts am Kopf bedecken müssen, da ich meine Chemo geschickterweise im Sommer absolviert habe. Ob dies ein Vor- oder ein Nachteil war – keine Ahnung. Erst dachte ich: „So´n Sch***, der Sommer ist hin." Aber andererseits hatte ich ja in meinem „Pseudorentnerdasein" mehr Tagesfreizeit als sonst und damit häufiger Gelegenheit, rauszugehen.

Typveränderungen

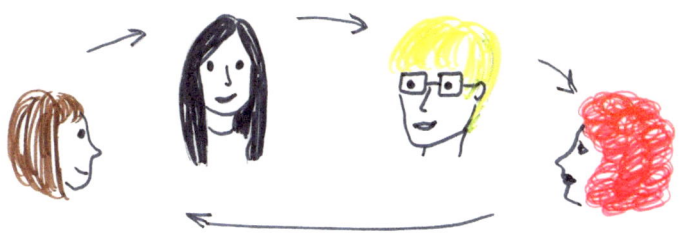

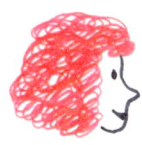 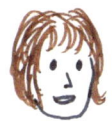 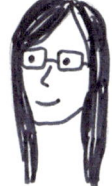 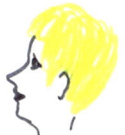

Die neue Party – Idee:

Perückentausch party

frei nach dem Motto: „Heute bin ich blond"

© Anda

Busen - Schmusen

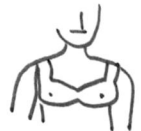

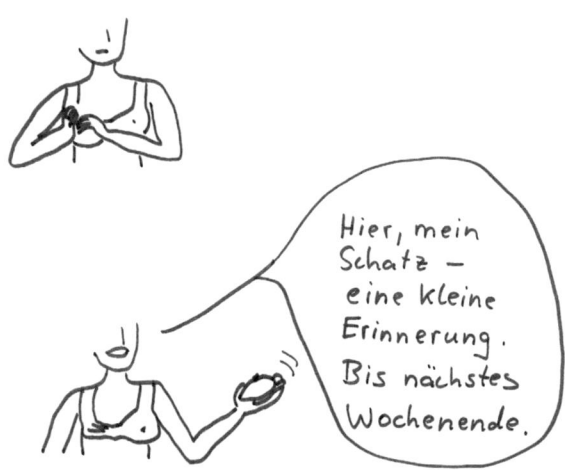

... nun auch in Fern-
beziehungen möglich.

Schlafmützchen

Wie so ein paar Haare wärmen
merkt man jetzt ...

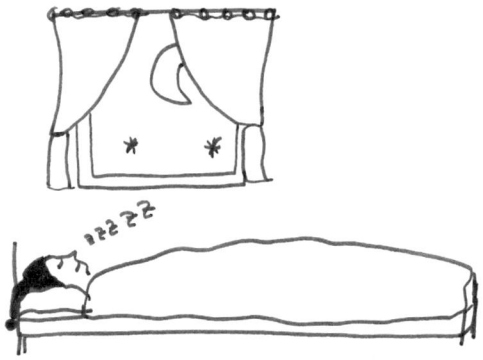

Ohne mein Schlafmützchen
gehe ich nicht ins Bett

Anda

Gesund leben

Die Frage: „Was kann ich (noch) tun?" treibt viele Krebspatientinnen um. Nach intensiven Recherchen ist nun mein Fazit: Einigkeit herrscht nur in seeehr wenigen Bereichen. Nämlich dass

- Sport machen gut ist
- Rauchen schlecht ist
- gute Ernährung gut ist
- glücklich sein gut ist

Alles weitere ist herzlich umstritten, z.b. Fragen wie

- Was ist eine „gute Ernährung"?
- Braucht man zusätzliche Vitamine, Mineralstoffe und andere Nährstoffe?
- Wenn ja, was genau und wie viel?
- Und was ist überhaupt ein gesundes Leben?

Ich greife hier noch mal die wenigen Einigkeits-Fakten auf:

- Lachen und Bewegung ist gut.

Also hier das ultimative Programm:

Lach-Yoga für Krebse

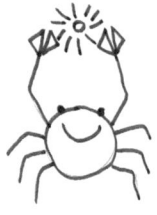

Sonnengruß

Vitamin D ist
seeehr wichtig!

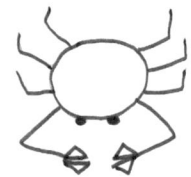

Umkehrhaltung

Kopfdurchblutung
(vielleicht fördert es ja
den Haarwuchs)

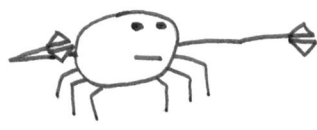

Held
wichtige Übung!
Krebs ist nichts
für Feiglinge!

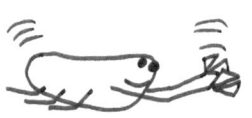

Heuschrecke
sich verwandeln
in veränderlichen
Zeiten

© Anda

Wechseljahre

Unverhofft plötzlich haben mich die Krebstherapien in die vorzeitigen Wechseljahre katapultiert.

Die Menopause ist vielfach eine Nebenwirkung der Chemo, kann vorübergehend oder auch dauerhaft sein, je nach Alter, Chemo und sonstigen Faktoren. In vielen Fällen ist diese Nebenwirkung durchaus erwünscht, da ja doch eine Menge Tumore auf Östrogene stehen. Um diese östrogen-liebenden Tumorzellen auf Nulldiät zu setzen, wird eine Antihormontherapie durchgeführt.

Bei mir ist es schon durch die Chemo zu Wechseljahren gekommen – in dem Fall eine recht praktische Nebenwirkung. So brauche ich nicht noch zusätzlich mit Medikamenten die Eierstöcke ausschalten oder diese gar rausnehmen lassen, was sonst durchaus in solchen Fällen in Erwägung gezogen wird. Um noch die letzten Reste Östrogen unschädlich zu machen, nehme ich ein gängiges Antihormonpräparat.

Alle, die natürliche Wechseljahre haben, kennen die Symptome. Alle, die solche unnatürlichen Wechseljahre haben, erleben die Symptome meist besonders heftig und in voller Breitseite. Alle, die noch keine Wechseljahre erlebt haben, kennen den Unterschied zwischen normalem Schwitzen und Hitzewallungen nicht. Aber es gibt einen. Und beide Formen von sich-zu-heiß-fühlen können sich aufsummieren.

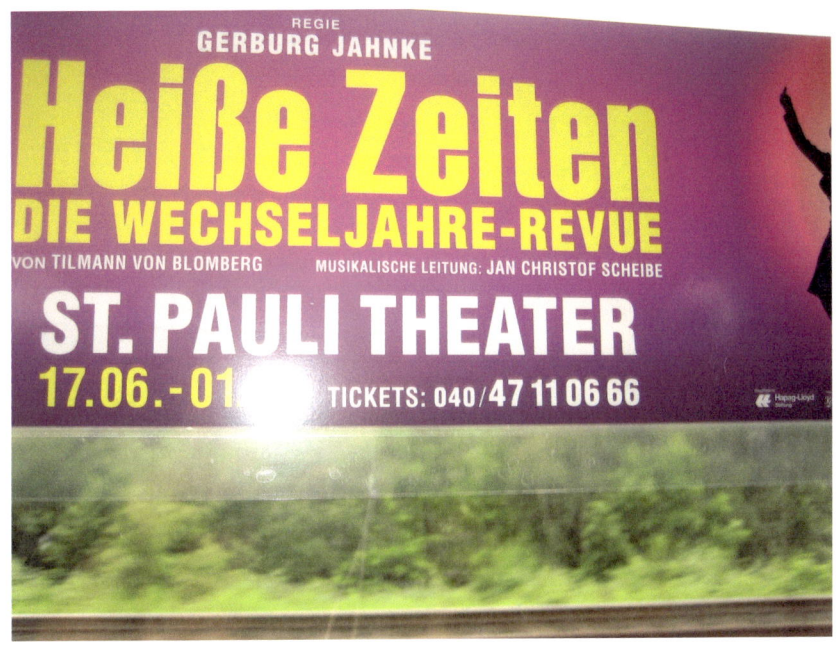

Dieses Plakat sah ich zu meiner Erheiterung, als ich zu einem Treffen von meinem Internet-Forum fuhr – die perfekte Einstimmung für die Begegnung mit einem Haufen Frauen, denen es genauso ging wie mir…

Heiße Zeiten

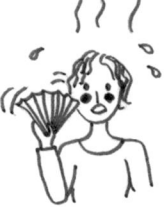

Da kommen sie,
die Hitzewellen...

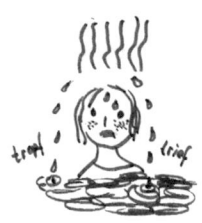

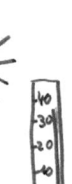

besonders, wenn
über 30°C im
Schatten sind.

Aaaaaber...

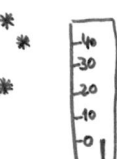

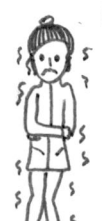

Brrrr
a...kalt

wenn man sie
mal braucht,
kommen sie
nicht!

Anda

50

Untersuchungen

Das Drama fing mit einer Untersuchung in der sogenannten „Brustsprechstunde" an. Weitere Termine folgten in regelmäßigen oder auch bei Bedarf in zusätzlich unregelmäßigen Abständen.

Ich brauchte kein Bungee-Springen oder andere Adrenalin-Kicks – ich hatte meine Brustsprechstunden.

Falls jemand wissen möchte, was in einer Brustsprechstunde so gesprochen wird…

Brustsprechstunde

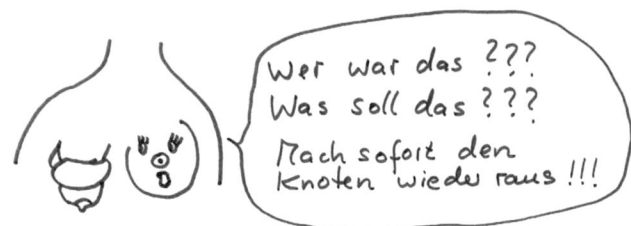

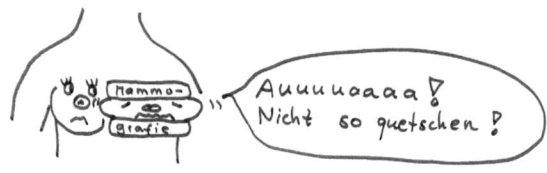

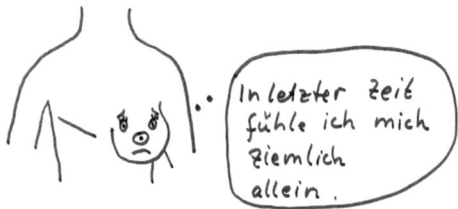

… und mit welcher Frage ich bei einer Kontrolluntersuchung in dem Routinebetrieb einer großen Klinik auch so konfrontiert worden bin…

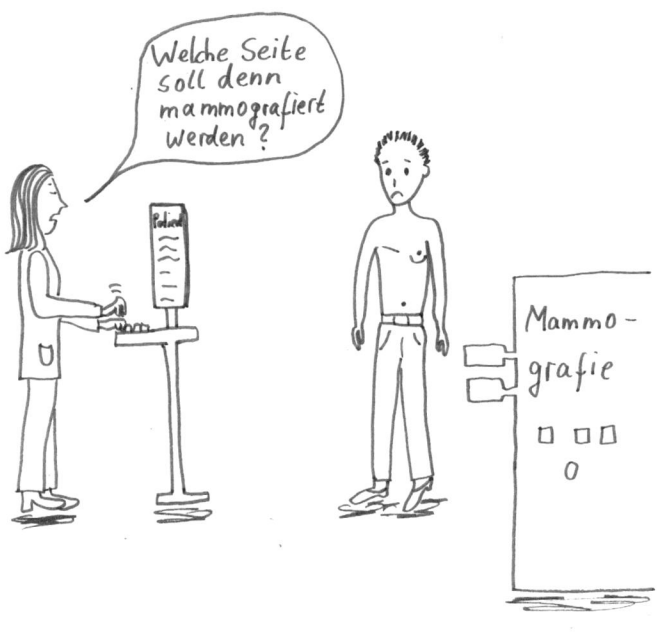

Fläumchen

Die Zeit nach der Chemo war wie schon die Anfangsphase der Chemo von einem großen Thema beherrscht:

DIE HAAAAAAAAARE

Es gibt zwar keine wissenschaftliche Studie, die besagt, dass Haare auf hypnotische Blicke mit schnellerem Wachstum reagieren, aber trotzdem probieren alle diesen Trick.

Fläumchen

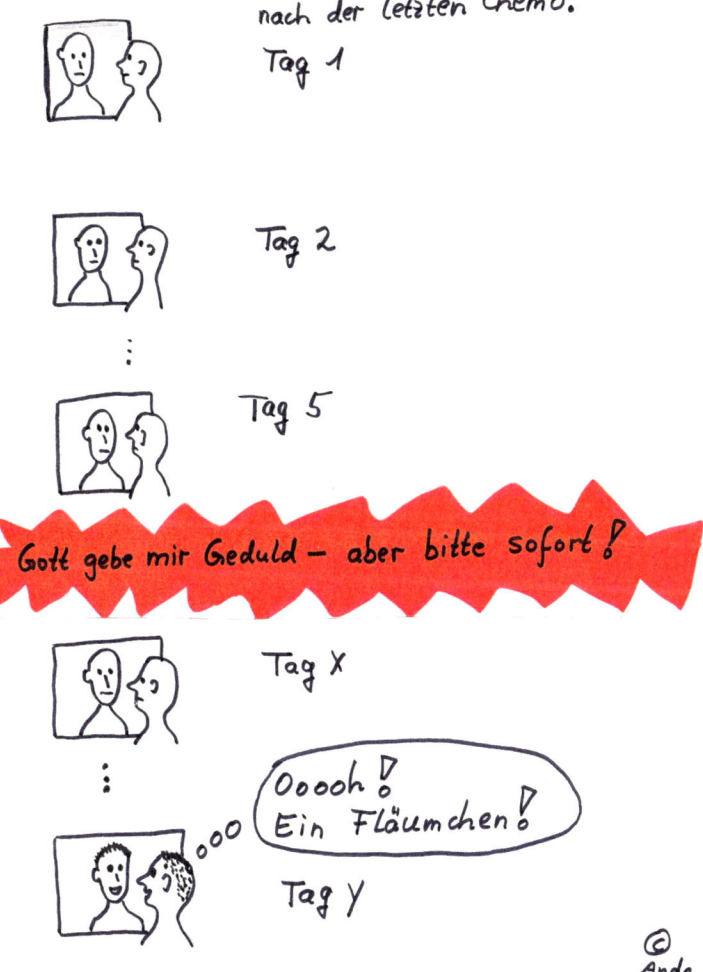

55

Identitätskrise

Der Brustkrebs und die damit einhergehenden gravierenden Veränderungen in meinem Leben hatten mich ganz schön aus der Spur gebracht. Ich hatte das Gefühl, dass kein Stein auf dem anderen geblieben war. Es gab tiiiiiefe Tiefs, in denen sich auch uralte Seelenthemen wieder zu Wort meldeten.

Auch wenn die These in vielen Köpfen steckt: es hat sich nicht wissenschaftlich bestätigen lassen, dass es so was wie eine „Krebspersönlichkeit" gibt. Und es ist unklar, inwieweit psychischer Stress eine Krebserkrankung „verursacht". Er kann möglicherweise ein Auslösefaktor sein. Oder der Krebs „verursacht" psychischen Stress – auch so herum wird ein Schuh daraus.

Wie auch immer, jedenfalls hat die Erkrankung einiges an alten, unerledigten Themen mit Schwung wieder an die Oberfläche gespült. Oder wie ein Vergrößerungsglas gewirkt und viele Dinge deutlich gemacht.

Es kamen Fragen auf wie z.B. Wer bin ich? Was will ich im Leben? Was ist wichtig im Leben? Wie geht´s weiter? Bin ich nun noch krank oder wieder gesund? Wann weiß ich, ob ich gesund bin? Werde ich jemals wieder gesund? Und vieles mehr. Echt zum Haare raufen…soweit vorhanden.

Apropos: an den Haaren spiegelte sich auch meine Identitätskrise wunderbar wieder.

Identitätskrise

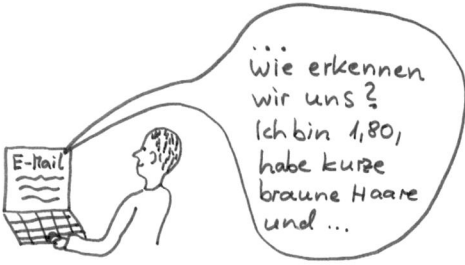

wenn man sich mit Internet-
Leuten verabredet

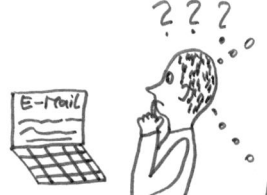

Anda

So frische, neue Härchen sind noch sehr zart und weich – wie Babyflaum. Und lösen bei vielen Menschen so eigenartige Streichelreflexe aus. Abgesehen vom Babyalter ist die Haar-Neu-Wachs-Phase die einzige Phase im Leben, in der frau so oft am Kopf gestreichelt wird.

Manchmal sieht man den Leuten auch so richtig an, dass sie diesen Streichelreflex nur mit ganz großer Mühe und Selbstbeherrschung unterdrücken.

Daher habe ich für mein Forum einen besonderen Smiley gemalt:

den Oh-wie-weich-Smiley

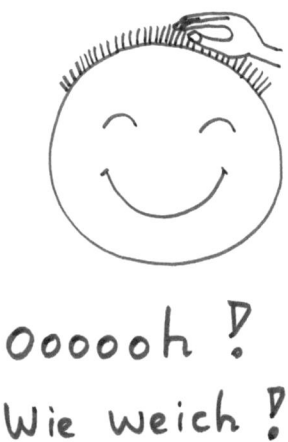

Oooooh !
Wie weich !

Vom Winde verweht

Mein Forum hat sich einen festen und wichtigen Platz in meinem Leben erobert – und das basiert ganz offensichtlich auf Gegenseitigkeit. Es ist tatsächlich ein besonderes Forum. Besonders deswegen, weil so viele diese Kontakte so ernst nahmen wie „echte", was dazu führte, dass wir uns auch „in echt" kennenlernen wollten - und es auch taten. Es gab inzwischen schon mehrere Forumstreffen.

Eins war ein besonderes Erlebnis: ein Segeltörn unter dem Motto „Brustkrebs vom Winde verweht". Anlässlich dieses Törns, der in einer Phase stattfand, wo die teilnehmenden Frauen alle schon durch die Akuttherapien durchgegangen waren, kam die Idee, dazu ein Ritual zu machen.

Das sah dann so aus:

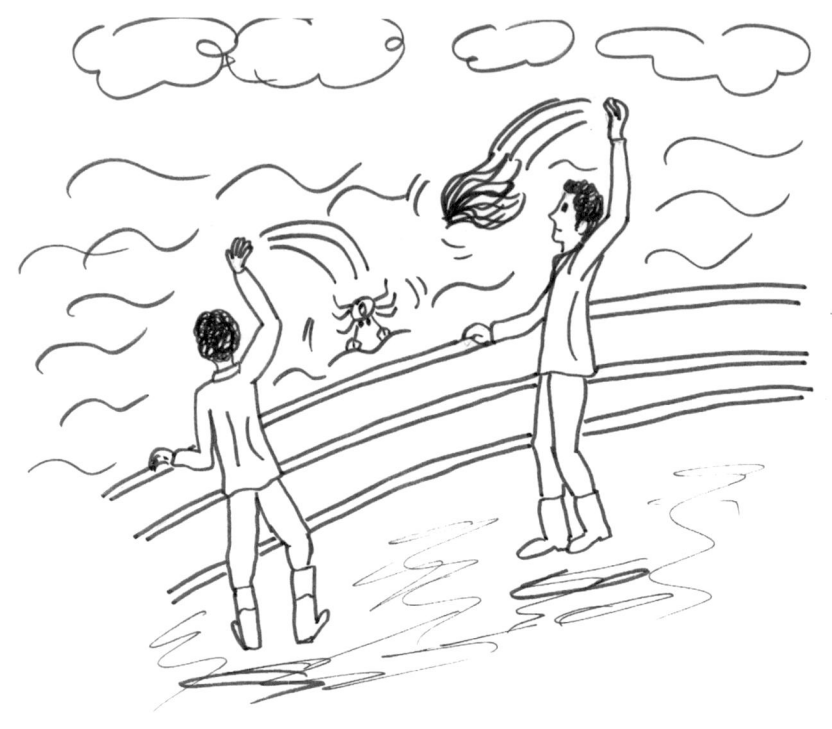

(Brust-) Krebse

versenken

°°° blubb und weg°°°

Anda

Fragen gibt´s

Abends in der Kneipe beim gemütlichen Beisammensein in einer Runde wurden wir von einem Mann mit dieser Frage konfrontiert:

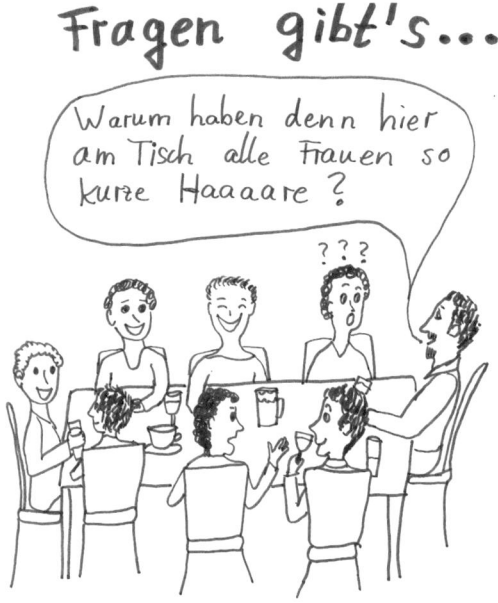

Schatten und Visionen

Nach dem heiteren Segeltörn mit Brustkrebse-Versenken erfuhr ich eine traurige Botschaft: bei einer lieben Bekannten war der Krebs zurückgekehrt. Metastasen überall, nicht mehr heilbar...

Bei einem Besuch bei ihr im Krankenhaus kam das Gespräch natürlich auch auf die Themen Chemo, Lebensqualität und Fragen wie „Was kann ich tun?", oder „Habe ich alles getan, was getan werden konnte?"

Bekannt sind zum Beispiel Visualisierungsmethoden, in denen in Phantasiebildern der Krebs bekämpft wird. Das soll sich entsprechend auch stimulierend auf das Immunsystem auswirken. Viele dieser Visualisierungskonzepte schlagen recht kriegerische Imaginationen vor, um den bösen Krebs auszurotten. Und um die Chemo besser zu vertragen, wird vorgeschlagen, diese als besten Freund und Helfer zu visualisieren.

Mir fiel es ausgesprochen schwer, mir die Chemo als Freund oder als etwas, was man lieben kann, vorzustellen.

Was mir leichter fiel war, mir das Projekt „Chemotherapie" wie eine aufwendige Haussanierung vorzustellen. Und wie das so mit Handwerkern ist...

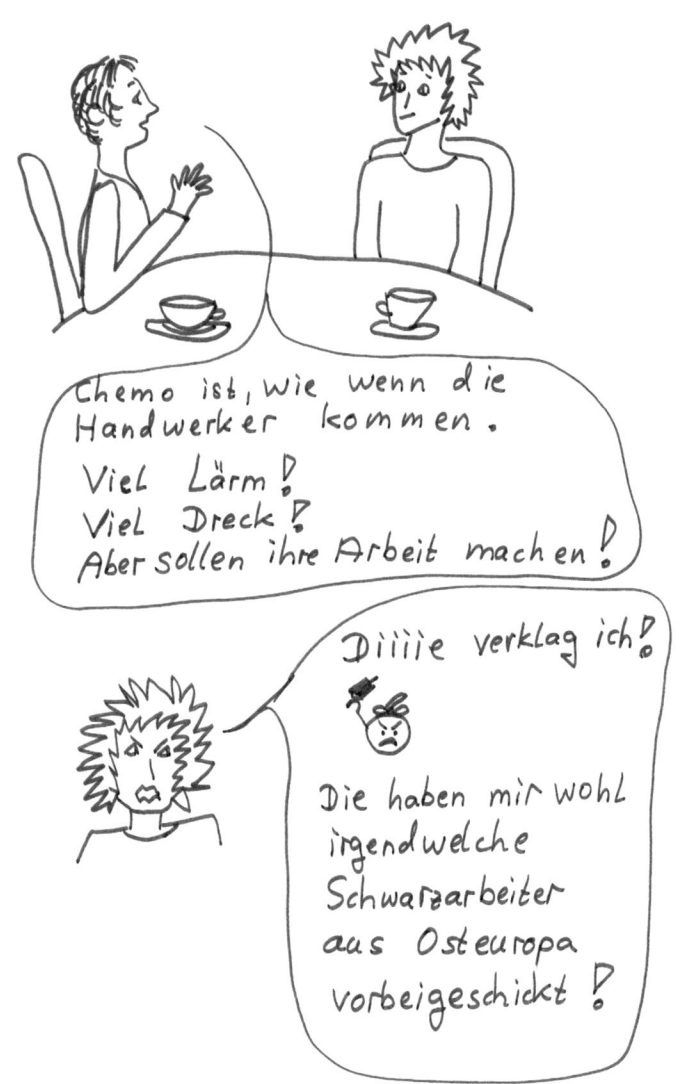

Ich hege die Hoffnung, ordentliche Handwerker gehabt zu haben, die einen sauberen Job gemacht haben. Zumindest solange, bis mir das Gegenteil bewiesen wird.

Definitiv wissen kann ich das erst, wenn ich tot bin und feststelle, dass ich NICHT an Krebs gestorben bin. Vorher wird die Angst, dass ein Wehwehchen was Schlimmes bedeuten könnte, vermutlich ein treuer Begleiter meines restlichen Lebens sein.

Nachbeben

Für mich war die Phase der Akuttherapien, das heißt der Operationen, Chemos, Bestrahlungen und der Anschlussheilbehandlung abgeschlossen.

Ich musste „nur" noch meine „Pille danach" schlucken, meine Wechseljahresbeschwerden ertragen, täglich an mein Ersatzteil, sprich Schummel-Busen, denken – und das mit meinem vergesslichen „Nach-Chemo-Brain", mir meinen regelmäßigen Adrenalinkick in Gyn- und Onkopraxen sowie Brustzentren holen, gegen meine Müdigkeitsattacken anschlafen oder diese mit Kaffee bekämpfen, meine Schulter beweglich halten und gegen das Oma-Syndrom, sprich Hüft-Aua, anbewegen. Und gegen meine hypochondrischen Ängste (z.B. „Hilfe, meine Wimper fällt aus – ist das Wimpern-Krebs???") angehen.

Ein heftiges Nachbeben passierte bei der ersten Nachkontrolle: was Verdächtiges in meiner übriggebliebenen Brust. Hiiiiilfe! Neeeeeein! Nicht wieder von vorne!!!

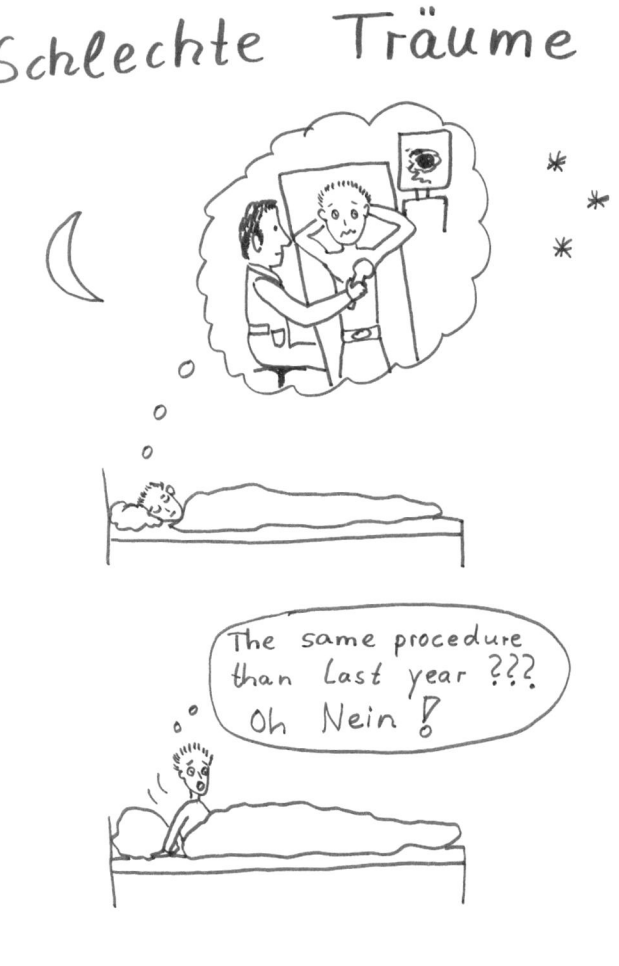

Nach einer langwierigen, mehrere Anläufe umfassenden Aktion wurde das verdächtige Etwas in einer OP heraus-geschnibbelt

............uuuuuuuund

im Labor ewige eineinhalb Wochen analysiert

............uuuuuuuund

nach dieser endlosen Zitterpartie zum Glück als harmlos identifiziert.

Es gab also die heiß ersehnte TÜV-Plakette:

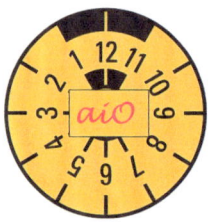

* aiO = alles in Ordnung

Diese frohe Botschaft hat es mir endlich nach einer gefühlten Ewigkeit ermöglicht, mich wieder als gesund zu betrachten. Nicht mehr akut krank, nicht mehr „noch immer krank", sondern - wenn auch noch mit diversen Nachwehen und Schwächeleien versehen - wieder gesund. Gesund auf Bewährung. Und kann mich in aller Ruhe damit beschäftigen, meine restlichen Lebensbereiche auf die Reihe zu kriegen. Da gibt es genug zu tun.

Mein (vorläufiges) Happy End ☺☺☺☺☺☺☺☺☺

How to survive a Cancer-Therapy – ein paar Tipps und Hilfen

Hier ist eine Sammlung von Tipps, die mir geholfen haben, die Krebstherapien verhältnismäßig fit (na ja, den Umständen entsprechend...so ziemlich... relativ fit) zu überstehen. Die Chemotherapie, die ich bekam, war immerhin sehr stark. Sie nannte sich „dosisdicht" und „dosisintensiviert". Diese Tipps schreibe ich nach besten Wissen und Gewissen. Sie sind aber eindeutig persönlich gefärbt.

Bewegung, Bewegung, Bewegung – ich habe mein Fahrrad benutzt, Gymnastik und Nordic Walking gemacht und mich generell viel an der frischen Luft bewegt. Einen Großteil der Chemozeit war es auch möglich, all diese Dinge zu machen. Es gab Phasen, wo es nicht ging, aber zum Glück war das die Ausnahme. Der Nutzen von Sport / Bewegung in der Krebstherapie und zur Rückfallprävention ist auch wissenschaftlich untersucht und belegt. Es gibt auch spezielle Reha-Sport-Angebote, die auf ärztliche Verordnung hin von der Kasse übernommen werden können.

Körpertherapien: Craniosacraltherapie und Fußreflexzonenmassagen haben es mir deutlich erleichtert, mich so wohl wie möglich in meinem Körper zu fühlen. Die Massagen haben mir Entspannungsinseln verschafft, die einfach gut taten und für mich auch Energie-Tankstellen darstellten. Inzwischen bin ich außerdem ein Shiatsu-Fan geworden. Diesbezüglich gibt es eine kleine Studie, die ergab, dass Shiatsu während der Chemotherapie die Nebenwirkungen deutlich lindert.

Ernährung: da habe ich nicht den einen ultimativen Tipp. Es hilft nur auszuprobieren, was man gut essen und trinken kann. Das ist individuell sehr verschieden. Bei mir war das sogar von Tag zu Tag oder Woche zu Woche seeeehr unterschiedlich. Mal war ich entgegen meiner sonstigen Gewohnheit scharf auf Äpfel, mal war Zucker noch zu bitter – es war verrückt, eine Regel ließ sich nicht ableiten. Also: ausprobieren.

In der Zeit danach habe ich ein paar Ernährungsregeln zunehmend in mein Leben integriert. Dazu gehören: mehr frisches Obst essen und zunehmend Bioprodukte einkaufen.

Ernährungs-Ergänzung: Auch wenn ich sonst skeptisch gegenüber Nahrungsergänzungen bin: in der Chemotherapie fand ich sie hilfreich. Ich hatte phasenweise das Problem, überhaupt etwas in mich hineinzubekommen, egal ob besonders gesund oder nicht. Daher habe ich nach einer Ergänzungsmöglichkeit gesucht. In der Apotheke habe ich mir ein auf die Chemo-Situation abgestimmtes Nahrungser-gänzungspräparat mit Vitaminen, Mineralstoffen, Omega-3-Fettsäuren und Gemüseextrakten besorgt. So bekam ich auch in den unfreiwilligen Diätphasen wenigstens eine Basisversorgung. Ich bin der Meinung, das hat mir etwas gebracht.

Naturheilmittel: mit homöopathischen Mitteln (da kann ich keine Allgemeinempfehlung geben, da die Mittel typabhängig gewählt werden) und mit Heilpilzen (gut für das Immunsystem) habe ich den Körper unterstützt. Ich habe die Chemo auch weitgehend infektfrei durchgestanden. Das „weitgehend" bezieht sich auf zweimalige Herpesbläschen, sonst hatte ich zum Glück nichts, keine Erkältung, keine Blasenentzündung oder sonst was. Bei den OPs habe ich Arnica-Globuli zur Wundheilungsunterstützung genommen. Nux vomica ist ein gutes Mittel gegen Übelkeit.

Vermisst hier jemand die Misteltherapie? Immerhin eine der bekanntesten komplementären Therapieansätze bei Krebs. Die habe ich nicht gemacht. Weil ich a) mit den Heilpilzen etwas für das Immunsystem getan habe und mich auch nicht übertherapieren wollte, und b) überhaupt keine Lust auf Spritzen hatte. Soweit meine persönliche Entscheidung.

Seele: da fand ich hilfreich: psychologische Unterstützung durch Einzelgespräche und Gesprächsgruppe, Bachblüten-therapie, Kunsttherapie. Ich kann nur wärmstens empfehlen, sich Rat und Hilfe zu holen. Das ist so wichtig!

Auch nach den Akuttherapien, wenn man denkt, dass alles überstanden ist. Die Seele ist langsamer. Sie schaltet erst auf „Überlebensmodus" und hilft beim Durchhalten. Dann, wenn das Gröbste überstanden ist, kommt oft das große Loch. Das geht wirklich sehr vielen, vielleicht sogar allen so. Da kommt dann vieles an die Oberfläche, was im normalen Leben, in dem man die vollen Kräfte hat, beiseite geschoben werden kann.

Zusätzlich ist bei seelischen Akut-Krisen Rescue (Bachblüten-Notfalltropfen) immer wieder hilfreich. Individuelle Bachblütenmischungen haben mir auch immer wieder gut geholfen, Situationen seelisch zu verkraften.

Was auch sehr wertvoll ist, ist der Kontakt mit Mitbetroffenen. Das kann ich gar nicht genug betonen. Diese kann man in Gesprächsgruppen, Selbsthilfegruppen und sogar im Internet finden.

Internet: Zu Risiken und Nebenwirkungen fragen Sie Ihren Provider.... Das Internet kann sehr gut helfen, sich zu informieren und damit auch fundierte Entscheidungen treffen zu können. Darüber hinaus habe ich über das Internet eine wunderbare virtuelle Selbsthilfegruppe gefunden (bei der es nicht virtuell blieb, sondern auch zu Treffen im echten Leben kam).

Aber, da kommt das große „ABER": es ist ausgesprochen schwer, in der Flut von Informationen, Meinungen und Aussagen die Spreu vom Weizen zu trennen. Mehr als einmal litt ich unter akuten Zuständen von „Info-Overload". Die Symptome waren: dicker Kopf, akute Verwirrung, extreme Ratlosigkeit, Unruhe, Nervosität und Schlafstörungen.

Die Informationen zu filtern, das ist eine hohe Kunst. Und es ist sehr wichtig, für sich den Punkt zu finden, wo man sich sagen kann: „Jetzt ist gut! Ich habe genug Informationen".

Die Betonung liegt auf „genug". „Alle" Informationen kann man nie haben. Das ist so wenig möglich, wie den absoluten, ultimativen, garantiert günstigsten, perfekten Handytarif zu finden. Ich muss für mich den Punkt finden, wo ich sage: die Informationen muss ich erstmal in Ruhe verdauen, meine Entscheidungen treffen und meinen Weg gehen.

Und noch was: das Internet kann nicht den kompetenten Rat von erfahrenen Medizinern ersetzen!

Polyneuropathie: ich habe mir Vitamin B verordnen lassen. Das wird generell meistens gemacht, wenn Taxol ins Spiel kommt. Bezüglich Polyneuropathie bin ich recht glimpflich davon gekommen, obwohl ich auch die nervenschädigende Taxol-Chemo bekommen habe. Wahrscheinlich haben die o.g. Maßnahmen mit dazu beigetragen, dass die Nebenwirkungen bei mir nicht so gravierend waren.

Von anderen, die viele Probleme wie Schmerzen in den Füßen hatten weiß ich, dass z.B. Fußreflexzonentherapie als sehr hilfreich empfunden wurde.

Haarausfall: Sorry, da habe ich keinen Tipp parat. Nur den, die Haare kurz schneiden zu lassen und das Leid nicht unnötig in die Länge zu ziehen. Ich tat mich sehr schwer mit diesem Schritt. Im Nachhinein betrachtet würde ich mit dem Haare-Kürzen kürzeren Prozess machen.

Schlechte Blutwerte: der Haupttipp ist (mäßige) Bewegung an der frischen Luft. Nennen wir es mal die „Sauerstoff-Mehrschritt-Therapie". Es ist allgemein anerkannt, dass Bewegung die Bildung der weißen Blutkörperchen fördert. Bei Mangel an roten Blutkörperchen ist Bewegung auch der hauptsächliche Tipp.

Bei mir mussten die Leukozyten wegen meiner dosisdichten Chemotherapievariante planmäßig mit Spritzen „gedopt" werden. Da ging es nicht ohne.

Wenn die Blutwerte zu schlecht sind, hilft wohl nur a) die Zeit und / oder b) der Arzt.

Bestrahlung: Oh, da wird´s verwirrend. Jede Klinik vertritt da anscheinend ihre eigene Philosophie. Das kann bedeuten: pudern, nicht pudern, cremen, nicht cremen, gar nichts drauftun, spezielle Salben draufschmieren, duschen erlaubt, duschen verboten und vieles mehr.

Ich war in einer „Nicht-Puder-Klinik". So blieb mir der Puderstaub erspart. Und ich durfte duschen. Die bestrahlten Stellen sollten nicht gerubbelt und nicht mit Duschmitteln behandelt, sondern nur mit klarem Wasser abgespült werden.

Auf Anregung einer Heilpflanzenexpertin habe ich im Verlauf die trockene, bestrahlte Haut mit Ringelblumensalbe eingecremt. Und das ist meiner Haut offenbar sehr gut bekommen.

Hinweis: man soll genug zeitlichen Abstand einhalten, z.B. wenn morgens bestrahlt wird, abends cremen.

Reha: mein Tipp ist: eine Anschlussheilbehandlung sollte man auf jeden Fall machen!

Das bedeutet: eine Auszeit bekommen, ein Fitnessprogramm genießen können, viele Austauschmöglichkeiten finden, viele Informationen bekommen, viel für die Seele tun können (ganz wichtig!). Die Möglichkeit sollte man sich nicht entgehen lassen.

Beruf: Von Null auf Vollzeit kann ich absolut nicht empfehlen. Schrittweise einsteigen und allmählich steigern ist der beste Weg in die Arbeit zurück. Die Belastbarkeit ist nach einer Anti-Krebs-Rosskur reduziert, und es braucht Zeit – wirklich einiges an Zeit - um wieder stabiler und stressresistenter zu werden.

Das „Hamburger Modell" ist eine gute Möglichkeit, diesen schrittweisen Einstieg zu machen. Oder eine persönlich gestrickte „Schrittweise-Einstiegs-Variante". Gerade in der ersten Zeit ist der Grat zwischen dem Gefühl „Oh, ich könnte Bäume ausreißen" und „oh je, ich bin hoffnungslos überfordert" sehr sehr schmal. Oft ist es weniger die körperliche Belastbarkeit, sondern die kognitive (Konzentration, Gedächtnis) und die seelische Belastbarkeit, die einem da erstmal Grenzen setzt.

Zum guten Schluss

Ich möchte ein Dankeschön an alle aussprechen, die mir auf dem Weg durch diese schwierige Zeit weitergeholfen haben.

Ihnen wünsche Ich, egal ob betroffen oder nicht, immer genug Grund zum Schmunzeln, Lächeln und Lachen. Und wenn mein Büchlein dazu beitragen konnte, freue ich mich.

In diesem Sinne:

Trotzdem lachen ☺